Dr Henri LUBET
MÉDECIN STAGIAIRE AU VAL-DE-GRACE

Abcès primitifs du Foie

d'origine tropicale

ÉTIOLOGIE ET TRAITEMENT

PROCÉDÉ DU PROFESSEUR JABOULAY

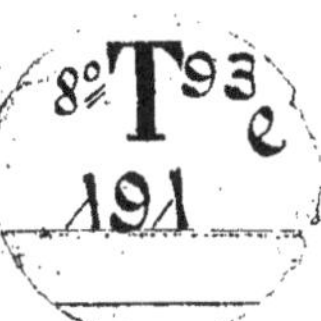

ABCÈS PRIMITIFS DU FOIE

D'ORIGINE TROPICALE

ÉTIOLOGIE ET TRAITEMENT

PROCÉDÉ DU PROFESSEUR JABOULAY

ABCÈS PRIMITIFS DU FOIE

D'ORIGINE TROPICALE

ÉTIOLOGIE ET TRAITEMENT

PROCÉDÉ DU PROFESSEUR JABOULAY

PAR

Le Dr Henri LUBET

MÉDECIN STAGIAIRE AU VAL-DE-GRACE

LYON
IMPRIMERIES RÉUNIES
8, RUE RACHAIS, 8

1907

A LA MÉMOIRE DE MON PÈRE

A MA GRAND'MÈRE

A MA MÈRE

Qu'elle reçoive la dédicace première de ces quelques pages, en témoignage de mon affection et de ma très grande reconnaissance.

A MES FRÈRES, LOUIS ET GEORGES

Mes meilleurs amis.

A MES SŒURS ET A MES BEAUX-FRÈRES

A MON ONCLE, LE DOCTEUR E. LABAT

A MA TANTE, C. LABAT

A MES AMIS

A mon Président de Thèse

MONSIEUR LE PROFESSEUR JABOULAY

PROFESSEUR DE CLINIQUE CHIRURGICALE

A MES MAITRES CIVILS ET MILITAIRES

DE BORDEAUX ET DE LYON

INTRODUCTION

Pendant notre stage à l'Hôtel-Dieu, dans le service de clinique chirurgicale du professeur Jaboulay, nous eûmes l'occasion d'examiner deux malades atteints d'hépatite suppurée, d'origine tropicale. Ils firent l'objet de deux cliniques et leur histoire se prêta à des considérations intéressantes, relatives à la pathogénie et au traitement de cette affection. Tous deux furent opérés avec une technique nouvelle et particulière au professeur Jaboulay; la guérison se fit chez eux très rapide. Quelques mois plus tard, un autre malade revenant des colonies, également porteur d'un abcès du foie fut admis dans la clinique du professeur Poncet; l'histoire de son affection présentait les analogies les plus étroites avec celle des deux malades précédents. Une intervention chirurgicale fut pratiquée sur lui; malheureusement, l'amélioration du début ne se maintint pas et le malade mourut quelques temps après.

Nous eûmes alors l'idée, à l'instigation du professeur Jaboulay, d'utiliser l'histoire de ces trois cas cliniques originaux, pour servir de base à notre thèse inaugurale et de reprendre quelques points très particuliers dans l'étude des abcès du foie, d'origine tropicale.

Au premier abord, il peut paraître étrange de voir traiter un sujet si spécial, par un étudiant en médecine, dont la compétence en pathologie exotique est forcément minime, puisqu'il ne lui est loisible d'observer dans les hôpitaux de la métropole, que de rares épaves pathologiques de la zone intertropicale. Nous convenons sans peine que notre expérience clinique sur ce point est forcément peu étendue et c'est avec une très légitime inquiétude que nous abordons cette étude, qui semble plutôt réservée aux médecins qui ont longtemps pratiqué aux pays chauds. Notre statistique est bien minime pour appuyer nos affirmations. Mais notre ambition n'est pas grande et il n'entre pas dans nos projets de présenter un travail didactique, sur une question aussi considérable, que l'on trouve d'ailleurs exposée dans les ouvrages classiques. Nous serions certainement fort empêché de rivaliser avec les publications innombrables qui ont paru sur le sujet depuis quelques années. Nous n'aurons pas la témérité de mettre notre nom en parallèle avec celui des médecins illustres, qui se sont fait une notoriété universelle et justement méritée par leurs efforts, toujours plus heureux dans la connaissance et dans le traitement de cette redoutable affection.

L'intérêt de développement excessif, serait bien minime et au lieu de faire œuvre servile de compilation, nous nous sommes préoccupé de rester uniquement sur le terrain des faits. Nous nous sommes astreint à l'examen de nos trois observations cliniques et nous avons cherché à en tirer des déductions nouvelles, relatives à la pathogénie et au traitement des abcès du foie, d'origine tropicale.

D'ailleurs, l'histoire de l'hépatite suppurée des pays chauds est encore, aujourd'hui, encombrée de controverses et de discussions passionnées; sans entrer dans la lutte pour prendre parti, nous voulons simplement, en disciple respectueux, apporter quelques restrictions à certaines doctrines trop exclusives et trop fidèlement admises.

Nos idées ne sont, d'ailleurs, que le reflet bien pâle de l'enseignement du professeur Jaboulay; ses deux leçons cliniques sur le même sujet nous ont servi de guide précieux, par la nouveauté de certaines considérations et par la critique heureuse de quelques procédés opératoires, utilisés jusqu'à ce jour.

Nous diviserons notre sujet en deux parties.

Dans la première partie, nous ferons rapidement l'historique de la question et nous exposerons les données classiques, généralement admises sur l'étiologie et la pathogénie des abcès du foie tropicaux, laissant volontairement de côté l'anatomie pathologique, la symptomatologie et le diagnostic.

Nous exposerons ensuite nos trois observations inédites et nous en ferons la discussion, mettant notre soin à développer les notions nouvelles qui paraissent heurter quelques idées acceptées jusqu'ici comme définitives.

Dans un second chapitre, nous ferons rapidement l'historique de la chirurgie des abcès du foie et nous ferons la critique succinte des innombrables procédés opératoires.

Nous exposerons ensuite, aussi fidèlement que possible, la technique opératoire nouvelle, proposée et utilisée avec succès par le professeur Jaboulay.

Notre récompense sera suffisante si nous avons réussi à gagner la bienveillance de nos juges; notre jeunesse est une excuse aux maladresses inévitables de notre œuvre.

Qu'il nous soit permis d'exprimer à M. le professeur Jaboulay toute notre respectueuse gratitude pour l'affectueuse amabilité avec laquelle il nous a accueilli et pour le grand honneur qu'il nous fait en acceptant la présidence de notre travail inaugural. Nous emportons le meilleur souvenir de ses cliniques de l'Hôtel-Dieu et nous nous félicitons d'avoir pu profiter pendant trois ans de son enseignement, si clair et si précis, véritable clinique chirurgicale vivante et agissante.

En terminant, nous nous excusons d'avoir écourté la littérature d'un pareil sujet; mais sa richesse est trop vaste pour les proportions de cette œuvre, que nous savons modeste.

PREMIÈRE PARTIE

CHAPITRE PREMIER

Historique.

Les grands abcès du foie ont été souvent étudiés sous le nom d'abcès tropicaux; en effet, ils sont dans les pays chauds de pratique journalière, tandis qu'ils sont plutôt l'exception dans les pays tempérés : ils constituent un des chapitres les plus importants de la pathologie exotique, et leur étude a fait l'objet de travaux considérables depuis déjà de longues années. En effet, la littérature médicale nous apprend que Galien connaissait déjà les grands abcès du foie, puisqu'il nous en a laissé une description très exacte; disons même qu'il entrevoyait à son époque la division, aujourd'hui classique, celle qui fut formulée par Moraud en 1753, proclamée nettement par Budd en 1845 et qui distingue les grands abcès des petits abcès : les grands abcès, le plus souvent uniloculaires ont en effet un aspect anatomique, une symptomatologie, des formes cliniques et des modes de terminaison à part : le malade est véritablement un hépatique; traité comme tel, il guérit. Les petits abcès, au contraire, le plus souvent multiples, ne sont que des complications d'une lésion hépatique préexistante. Pour eux, le traitement reste souvent sans effet.

Pendant tout le moyen âge, l'abcès du foie tombe dans l'oubli et il ne revient dans la pathologie médicale qu'au commencement du siècle dernier, avec le baron Larrey, qui eut l'occasion de l'observer en Egypte et en Syrie; il est vrai que ce dernier professait des idées étranges sur la nature du pus hépatique, qui serait, d'après lui, de la graisse fondue, venant de l'épiploon et du péritoine, résorbée par le foie.

Les médecins militaires retrouvent l'abcès du foie en Algérie, au début de la conquête, et ils sont nombreux ceux qui eurent à le diagnostiquer et à le traiter : nous citerons tout particulièrement les noms de Haspel, 1843. Catteloup, 1845, Cambay, 1847. Depuis, l'expansion de notre domaine colonial devenant chaque jour plus considérable, d'autres praticiens exerçant aux pays chauds l'ont rencontré et ont mis tous leurs efforts à nous le faire connaître : ce sont les médecins militaires Peiner, Rouis, Kelsch et Kiener et les médecins de la marine Dutroulau, Debroux, Rochard, Bertrand et Fontan.

A l'étranger, citons, en Angleterre, Aitken, Murchinson, Mac-Lean et Harley; en Egypte, de Castro; en Allemagne, les médecins Sachs et Kartulis.

A vrai dire, le grand abcès du foie n'est pas un véritable abcès : ordinairement solitaire dans un des lobes du foie, surtout dans le lobe droit, il est plutôt une fonte cellulaire, une désorganisation massive du tissu hépatique, déterminant la formation d'un pus épais, abondant et visqueux, qui renferme de nombreux détritus hépatiques et présente l'aspect caractéristique dit « chocolat ». C'est donc bien un abcès à part. D'ailleurs, bien qu'on n'ait jamais pu saisir sur le vif la formation d'un abcès du foie, on peut se rendre compte, par la section d'un foie où se trouve un abcès, que la lésion initiale débute bien par un foyer de nécrose : tout autour de la collection, on aperçoit une zone rougeâtre, atteinte de ramollissement, preuve certaine d'une fonte graduelle de l'organe. Cette description sommaire sur la morphologie générale d'un grand abcès du foie, répond exactement aux descriptions multiples, publiées par les auteurs et que nous pouvons contrôler tous les jours. Sur ce point, pas de difficulté; mais l'accord tombe aussitôt, dès que se pose la question de l'étiologie. C'est à ce moment le triomphe des théories nombreuses et contradictoires.

La première en date est celle du médecin anglais Annesley : elle est née d'une conception très simple et en apparence logique. Il est en effet d'une observation courante, pour tout médecin exerçant aux pays chauds, que l'action de la thermalité exerce sur les fonctions hépatiques une influence prépondérante; chez le plus grand nombre d'Européens résidant aux colonies, il y a congestion et suractivité de l'organe. Annesley prend l'effet pour la cause réelle de l'abcès du foie et le facteur étiologique primordial serait pour lui la chaleur; il reconnaît, en outre, comme cause favorisante, l'humidité de l'air, les variations brusques de l'atmosphère, les excès, les écarts de régime et l'intempérance. C'était la théorie de l'abcès du foie « idiopathique ou de l'acclimatement ». Marchand, Rouïs et Cambay se rallièrent à cette opinion, qui prévalut pendant longtemps.

Mais bientôt les médecins ne tardèrent pas à se rendre compte de l'exagération d'une pareille doctrine et ils finirent par comprendre qu'une suppuration ne peut s'établir sans microbes pyogènes. Ils furent frappés d'une constatation clinique qui devait avoir la plus grande importance : celle de la corrélation qui existe entre l'hépatite et la dysenterie des pays chauds. Ces rapports entre les deux affections leur parurent si étroits qu'ils en conclurent très rapidement à leur dépendance réciproque, rattachant la première à la seconde et faisant de la dysenterie la cause manifeste de l'abcès du foie.

Leur doctrine s'opposait nettement à celle d'Annesley et à celle de quelques médecins militaires opérant en Algérie, qui voulaient rattacher l'hépatite à la fièvre paludéenne; idée soutenue surtout par Catteloup, qui cessa très vite de faire des adeptes par cette constatation très simple qu'on découvrit l'abcès du foie dans des régions indemnes de toute fièvre paludéenne et réciproquement.

L'hépatite suppurée n'a pas d'antonomie nosographique : elle se présente uniquement dans les foyers endémiques et épidémiques de la dysenterie. C'est Dutroulau, le premier, qui formula la doctrine de la dysenterie, cause de l'abcès du foie; il admettait que le même principe infectieux, un miasme, déterminait les deux maladies. Dès lors, cette corrélation constatée entre l'hépatite et la dysenterie trouvait une explication naturelle et se justifiait par l'unicité de leur cause, le gros intestin et le foie pouvant être atteint successivement. Mais il nous faut arriver à Kelsch et à Kiener, pour voir cette notion mise en lumière avec la plus grande force et la plus grande netteté; ces deux auteurs ont montré, en effet, par l'étude de l'anatomie pathologique et la physiologie pathologique des deux affections, l'identité dans ses traits essentiels du processus de l'abcès du foie et de la dysenterie.

Nous ne reprendrons pas par le détail toutes les preuves que ces deux auteurs ont mises en œuvre pour fortifier leur doctrine. Leurs conclusions, admirablement exposées dans leur ouvrage, admettent que seule la dysenterie domine toute l'étiologie de l'hépatite suppurée; la fréquence de la dysenterie dans les antécédents des sujets atteints d'abcès du foie serait même supérieure à celle du rhumatisme chez les malades atteints d'endocardite.

L'affirmation était catégorique; il restait à expliquer le mécanisme intime de la suppuration hépatique et c'est ici que, de nouveau, interviennent les théories :

a) *Théorie de la phlébite mésaraïque de Cruveilher.*

La dysenterie détermine une colite de la portion inférieure du gros intestin; secondairement, il se produit une extension ascendante par l'intermédiaire du système porte et formation d'un abcès du foie.

b) *Théorie de la métastase purulente de Peiner.*

La pyohémie est le lien qui rattache l'abcès du foie à la lésion intestinale préexistante.

c) *Théorie de la résorption septique de Budd.*

Il y aurait absorption veineuse des matières fétides, tant graisseuses que liquides, développées au niveau de la portion inférieure du gros intestin et secondairement, dans le foie, formation d'un abcès.

d) *Théorie de l'embolie septique.*

Corollaire des idées de Virchow sur l'infection purulente.

Elle explique la genèse des abcès du foie par la pénétration dans le système porte intrahépatique, de molécules gangreneuses prises dans l'intestin.

La multiplicité de ces théories traduisait nettement l'ignorance dans laquelle se trouvaient les auteurs, de la genèse exacte des abcès du foie tropicaux. Sans doute, la dysenterie était considérée comme cause réelle de l'hépatite, mais elle-même échappait encore à la connaissance des médecins; longtemps considérée comme univoque dans toute l'étendue de son aire géographique, elle ne tarda pas à être considérée comme un syndrome, traduisant une inflammation du côlon, sous l'influence de différents germes; c'est ainsi qu'on incrimina successivement le bacille de Chantemesse et Widal, 1888, dont l'étude a été reprise par Vaillard et Dopter; le bacille de Roger, 1900, le coccobacille de Lesage, les spirilles de Le Dantec et enfin les amibes (1). Il y avait donc *des*

---

(1) « Les amibes sont des organismes de petite taille, 100 μ environ, constitués uniquement par une masse de sarcode, clair à la périphérie et vacuolaire au centre. Elles possèdent un noyau et émettent pour la locomotion et la préhension des aliments des prolongements obtus, caractéristiques, désignés sous le nom de pseu-

dysenteries et particulièrement deux grandes variétés de dysenterie, d'ailleurs définitivement admises à l'heure actuelle.

a) La première, *la dysenterie amœbienne*, n'exerce ses ravages que dans les pays chauds; depuis les découvertes de Lœsch de Saint-Pétersbourg, de Kock, 1883, d'Osler, de Cuncilman, de Lafleur, de Kruse et de Pascale, nous savons qu'elle est due à des amibes spéciales qu'on retrouve dans les selles des dysenteries et dans les parois de l'intestin.

b) La deuxième, *la dysenterie bacillaire*, ne sévit que dans les pays tempérés : elle est due à un microbe bien défini. Sa contagiosité, particulièrement pendant la saison chaude est remarquable.

A laquelle de ces deux dysenteries pouvait-on rattacher la production des abcès du foie ?

C'est surtout la découverte de Patrik Manson, qui jeta la lumière sur ce point : le premier, il constata dans le pus stérile des abcès du foie, la présence de ces mêmes amibes, qui se rencontrent en si grand nombre dans l'intestin des dysentériques. Dans plus de la moitié des cas, le résultat était positif, surtout si on prenait la précaution d'examiner la paroi de ces abcès où l'amibe se

---

dopodes. Leur reproduction a lieu par scissiparité ou sporogonie. Elles vivent dans la terre humide ou dans les eaux chargées de matières organiques et pénètrent dans le corps humain soit avec l'eau soit avec les aliments. » Nous ne parlerons pas des phases successives qu'a traversé l'histoire de l'amibe. Nous renvoyons le lecteur, pour tous ces détails, à la thèse de notre ami le Dr Karim Khan : « Etude clinique et bactériologique de la dysenterie bacillaire et amœbienne », Lyon, 1907.

maintient le plus souvent. Sa découverte fut confirmée par Marchoux, qui la compléta; ce dernier a montré, en effet, que l'injection au chat, par le rectum, de selles dysentériques renfermant des amibes, détermine chez cet animal une maladie analogue à celle de l'homme et, de plus, provoque un abcès du foie de même nature que celui qui se présente aux pays chauds; d'autre part, l'injection au chat de cultures du microbe de la dysenterie bacillaire, ne donne pas de résultat; d'où cette première conclusion importante : l'hépatite suppurée des pays chauds, relève de la dysenterie amœbienne.

Telle est la notion essentielle qui paraît aujourd'hui définitivement acquise; je sonne donc ma cloche classique et je répète après tous les grands noms de la médecine contemporaine et tous les praticiens autorisés des pays chauds :

L'amibe est le premier facteur morbide qui frappe le corps humain; en pénétrant dans le tube digestif soit avec l'eau, soit avec les aliments, il y détermine des ulcérations profondes, nécrotiques, surtout au niveau de la portion inférieure du gros intestin, s'insinue dans les couches muqueuses et musculeuses, s'accumule ensuite dans les vaisseaux et, par eux, est transporté jusque dans les ramuscules intrahépatiques de la veine porte. Il y détermine l'abcès du foie, avec l'aide de microbes divers, apparus secondairement, les streptocoques, les staphylocoques et autres bacilles, puisés dans le milieu intestinal.

La température élevée favorise, d'ailleurs, très rapidement l'infection du foie, comme l'hyperthermie expérimentale nous l'a déjà montré par la pullulation remarquable, dans le tissu hépatique, d'un très grand nombre de bactéries; nous savons, d'autre part, combien le système porte est accessible à la pénétration de germes intestinaux, puisqu'il suffit d'injecter une toxine quelconque dans le péritoine d'un animal pour obtenir ce résultat.

Selon toute apparence, nous sommes donc autorisé à conclure : l'hépatite suppurée des pays chauds provient de la dysenterie amœbienne; la dysenterie est primitive et l'hépatite secondaire.

C'est une doctrine absolue qui ressort de la lecture des ouvrages considérables de Colin, de Kelsch et Kiener, de Bertrand et Fontan, dont la compétence en pathologie exotique est universellement reconnue; ces derniers surtout soutiennent que seule, la dysenterie amœbienne provoque l'abcès du foie et que, toujours, elle précède l'hépatite; ils affirment hautement que l'interrogatoire des malades dans les hôpitaux de la marine ne leur a pas permis de relever un seul cas de suppuration hépatique antérieur à la dysenterie. Récemment, dans un mémoire présenté à l'Académie de médecine sur les abcès du foie au Tonkin, Gaide, médecin-major des troupes coloniales, compulsant et étudiant les statistiques de la direction du service de santé, pouvait se convaincre que pendant la période de 1904 à 1907, le chiffre des abcès du foie avait suivi parallèlement celui des dysenteries, toujours primitives. A Lyon, dans une thèse très documentée du Dr Lafferrière, et riche de sept observations d'abcès du foie latents, faite sous la direction de M. le Dr Josserand, médecin des hôpitaux, nous relevons cette conclusion terminale : « La dysenterie, chez un sujet soupçonné d'abcès du foie, doit être recherchée avec le même soin et presque aussi loin dans le passé que le chancre induré, dans un cas de syphilis cérébrale ». Ajoutons que cette doctrine paraît avoir, aujourd'hui, rallié la majorité des suffrages et dans le milieu médical militaire ou colonial, plus particulièrement désigné, elle est universellement acceptée.

CHAPITRE II

Observations.

Mais rappelons-nous qu'en médecine, il n'y a pas d'absolu et malgré l'autorité et les affirmations impérieuses de tels maîtres, nous ne pouvons admettre une doctrine aussi intransigeante; l'exposé des observations de nos trois malades atteints d'hépatite suppurée et opérés à l'Hôtel-Dieu de Lyon, avec l'observation d'un quatrième malade, communiquée aimablement par un de nos amis, va nous permettre d'établir quelques réserves : nos malades ont fait, tous les quatre, un long séjour dans les colonies; ils en sont revenus porteur d'abcès du foie, cliniquement constatés et bien catalogués; et cependant, en remontant aussi loin qu'il est possible dans leur passé et dans leurs souvenirs, il est absolument impossible de déceler les méfaits de la dysenterie la plus bénigne, même de cette dysenterie fruste à laquelle les auteurs veulent rapporter l'éclosion d'un grand nombre d'abcès du foie.

Observation I

Publiée dans le *Lyon médical* du 24 février 1907 par le Dr René Horand, préparateur du cours d'anatomie.

Résumé : Abcès du foie, apparu en avril 1906, après un séjour de quatre ans à Madagascar; fièvres paludéennes; fièvre bilieuse hématurique; **pas de dysenterie**; diarrhée et œdème apparus secondairement; opération; guérison.

L..., âgé de 37 ans, entre à l'Hôtel-Dieu de Lyon en juin 1906, pour des crises hépatiques. Il ne présente pas d'antécédents hépatiques héréditaires. Son père est âgé de 66 ans, rhumatisant, et n'a jamais souffert du foie. Sa mère est morte à 33 ans d'une péritonite. Il a un frère qui réside à Madagascar depuis huit ans et qui n'a jamais eu de complications hépatiques. Ses antécédents personnels sont peu chargés. Il n'a eu ni syphilis, ni blennorragie, et ne faisait pas d'excès de boissons. En 1902, le malade partit bien portant pour Madagascar; il résida à Tananarive, pays relativement sain, à 1.357 mètres d'altititude au-dessus du niveau de la mer, mais entouré de rizières couvertes d'eau pendant quatre mois de l'année, et se desséchant les huit autres mois. Il y a trois ans, le malade prit les fièvres paludéennes. Les crises duraient trois jours. Il eut ainsi une quinzaine d'accès assez violents. Il prenait jusqu'à 40 grammes de quinine en un mois. Au mois de février 1906, il eut une fièvre bilieuse hématurique, qu'il garda un mois. Il aurait eu de l'hémoglobinurie.

Au mois de mars 1906, il eut une congestion du foie, une sensation de tension, de plénitude dans l'hypocondre droit, avec un mauvais état digestif.

Il commença donc à souffrir du foie au mois de mars 1906. Il avait une douleur dans l'hypocondre droit, avec des frissons répétés. Il se plaignait de scapulalgie droite. Le médecin consulté diagnostiqua une congestion hépatique avec calculose vésiculaire. Il fit deux ponctions antérieures, sans trouver de pus. Le malade s'embarqua immédiatement pour la France, et pensait aller à Vichy. Sur le bateau, les crises hépatiques redoublèrent, mais sans vomissements, sans ictère. La température n'aurait jamais dépassé 38°, 39°. Arrivé à Lyon, il consulta un médecin, le Docteur Viannay, qui réforma le diagnostic primitif et conseilla une opération.

Le malade entre dans le service du professeur Jaboulay. A l'entrée, on se trouve en présence d'un homme cachectique, très amaigri, ayant perdu 10 à 12 kilogrammes, au teint jaune, terreux, non ictérique, et ayant de l'œdème des membres inférieurs, avec quelques varicosités veineuses des jambes. Son épaule droite était douloureuse par périodes. La pression sur les 8ᵉ, 9ᵉ et 10ᵉ espaces intercostaux, était douloureuse. Il restait dans son lit soit assis, soit couché sur le côté droit; dès qu'il se retournait du côté gauche, il asphyxiait. En examinant bien attentivement cet homme, nous avons remarqué que son hypocondre droit était plus volumineux que le côté gauche; l'hypocondre gauche paraissait rétracté, mais c'était une simple apparence. Le côté droit était surélevé. Le diamètre antéro-postérieur était augmenté de volume, c'était incontestable; il en était de même du diamètre transversal droit. Il avait 2 ou 3 centimètres de plus que le côté gauche. Venant à palper la région hépatique par frictions, comme pour faire une onction, on trouve un foie lisse, non mamelonné, non marronné.

Si, avec la main droite, on cherche à percuter cette même région hépatique, on trouve une matité très étendue, de 22 centimètres environ, latéralement et en arrière. Cela surtout aux dépens du lobe droit, le lobe gauche paraissant peu augmenté de volume. La radioscopie, d'ailleurs, montrait une énorme augmentation de volume du foie et du lobe droit en particulier. Les tissus environnants étaient infiltrés. La rate n'était pas augmentée de volume. La cavité abdominale, percutée par chiquenaudes, donnait une sensation de flot ; il y avait de l'ascite en assez forte quantité.

Du côté de l'appareil respiratoire, on trouvait une matité franche à droite, remontant en arrière jusqu'au-dessus de l'épine de l'omoplate, en avant au-dessus de la ligne mamelonnaire. Le malade ne toussait pas, ne crachait pas, mais il avait une obscurité respiratoire absolue à la base ; une abolition des vibrations, sans égophonie, sans voix de polichinelle typique, sans souffle. On trouvait du flot.

A gauche, il n'avait pas d'abolition des vibrations, on entendait le murmure vésiculaire jusqu'en bas ; il n'avait ni souffle, ni égophonie, ni flot, mais un peu de submatité.

La radioscopie a confirmé d'ailleurs les signes sthétoscopiques, et décelait une opacité totale pleurale droite.

La ponction a donné un liquide séreux et la cytologie laissait entrevoir que cet épanchement pleural n'était pas tuberculeux.

Rien du côté de l'appareil circulatoire. Rien dans les urines de particulier. Ni syphilis, ni blennorragie.

Les voies digestives semblaient atteintes, bien que le malade eût conservé bon appétit ; il avait une *diarrhée persistante* et des troubles digestifs.

Il s'agissait bien d'un abcès du foie. Le malade fut opéré par le professeur Jaboulay avec une technique qui fera d'ailleurs l'objet d'une description détaillée dans la seconde partie de la thèse.

Le malade qui, la veille encore de l'intervention, avait une diarrhée intense, n'a été à la selle qu'une fois en vingt-quatre heures ; il est resté constipé deux jours. Ses selles sont devenues moulées et normales, non plus liquides et jaunes. L'œdème des membres inférieurs a disparu avec les varicosités des cuisses ; la circulation cave, de même que la circulation porte, s'est rétablie. Peu à peu, la température baissa et le malade retourna chez lui. Il eut une très légère cholerragie, heureusement elle ne persista pas. Le pus était stérile, sans germes.

Le 10 novembre, le malade prit un érésypèle.

Il guérit définitivement en janvier 1907, en gardant une légère pointe de hernie lombaire. Il a repris 22 kilogrammes.

Observation II

Résumé : abcès du foie, apparu après un séjour de quatre ans au Dahomey; **pas de dysenterie**; syphilis; fièvre bilieuse hématurique; opération en juin 1907; guérison.

M..., débarqué en mai 1907 du Dahomey, qu'il habite depuis quatre ans, et qu'il a quitté il y a trois semaines, entre à l'hôpital de Lyon pour se faire traiter d'une affection abdominale; sur les conseils de son médecin de là-bas, il est revenu en France pour se faire enlever l'appendice. Jusqu'à son arrivée aux colonies, ses antécédents pathologiques se bornent à une syphilis contractée à 20 ans, au service militaire. Un traitement régulier fut suivi pendant trois ans, et le malade ne garde pas le souvenir ni la trace d'autres antécédents. Aucune autre maladie antérieure, pas d'antécédents héréditaires précis. Notre malade part donc, il y a quatre ans, pour le Dahomey, qu'il n'a pas quitté jusqu'au mois d'avril 1907. Deux ans après, il présenta à deux reprises des accès de fièvre bilieuse hématurique, soignée par des injections de sérum à Porto-Novo, et qui guérirent complètement. Ces atteintes de paludisme furent toujours assez légères et consistèrent en quelques accès assez espacés de 6 à 12 heures. D'ailleurs, le malade prend depuis 3 ans cinquante centigrammes de quinine par jour. Pas d'éthylisme.

L'affection actuelle ne daterait, en somme, que de deux mois. A cette époque, notre malade dut entrer à l'Hôpital pour une façon d'embarras gastrique qui prolongerait un de ses accès paludéens ordinaires. *Il n'avait alors à ce moment, ni par la suite, de dysenterie avec ténesme rectal et rejet de glaires et de sang dans les selles.* On ne trouvait alors, paraît-il, à l'examen, ni gros foie, ni grosse rate. Après avoir songé à un simple embarras gastrique, on prononça le mot d'appendicite, en voyant persister la température à 38°, ainsi que les douleurs abdominales au point de Mac-Burney. On dirigea alors le malade sur un paquebot, pour aller se faire enlever l'appendice en France. Pendant la traversée, l'état paraît d'ailleurs s'améliorer; le malade va et vient, mange de tout sans douleur ni dyspepsie. Il nous arrive en somme au 2e mois de sa maladie, après une période d'amélioration assez nette.

Nous sommes en présence d'un homme pâle, amaigri, au teint terreux plutôt qu'ictérique, mais sans cachexie, sans œdème des membres inférieurs. Il n'a pas de température. Ce qui frappe à première vue, à l'exploration de l'abdomen, c'est l'existence d'une volumineuse tumeur de l'hypocondre droit; celle-ci se dessine dès l'inspection sous forme d'une voussure débordant d'un travers de main le rebord costal qui, lui-même, n'est pas soulevé. Vient-on à palper cette masse, on la trouve pseudo-fluctuante, lisse, non douloureuse, dépassant légèrement l'ombilic par son bord inférieur et se perdant en haut sous les côtes. Si nous procédons au palper bimanuel, nous obtenons un ballottement antéro-postérieur des plus nets. La tumeur est absolument mate en avant et sans interposition de sonorité colique. L'hypertrophie du foie a porté à peu près exclusivement sur le lobe droit, qui atteint en avant trois travers de main environ. La rate est normale, pas d'ascite, pas de circulation collatérale. Rien au cœur. Rien aux poumons, où on ne trouve pas d'épanchement pleural d'observation courante au cours des diverses affections du foie et des abcès en particulier. Le système nerveux est indemne. Pas de troubles digestifs.

Le malade, opéré par le professeur Jaboulay avec sa nouvelle méthode, a parfaitement guéri.

Observation III

Due à l'obligeance de M. Leriche, chef de clinique du professeur Poncet.

Résumé : Abcès du foie latent après un séjour de trois ans en Tunisie; fièvres paludéennes fortes; **pas de dysenterie**; opération; mort.

V..., Antoine, cultivateur, âgé de 29 ans, entré le 28 septembre 1907 à l'Hôtel-Dieu de Lyon, vient d'une salle de médecine d'où on l'envoie pour le faire opérer d'un abcès du foie.

Absolument aucun antécédent héréditaire; marié; un enfant bien portant. Femme en bonne santé. Antécédents personnels: fluxion de poitrine à l'âge de 2 ans. S'est toujours bien porté jusqu'à son service militaire, qui dura trois ans et qu'il accomplit en Tunisie. Etant soldat, il eût la scarlatine. A plusieurs reprises, il fût atteint d'accès paludéens typiques, survenant de préférence vers 3 heures de l'après-midi, disparaissant toujours vers 5 heures, avec leurs trois stades classiques, de frisson, de chaleur ardente et de sueurs profuses. Ces accès, pendant une période d'une quarantaine de jours, survinrent assez régulièrement, tous les deux jours. N'a jamais eu de dysenterie. Vers la fin de son service militaire, il fut évacué sur un hôpital militaire. A ce moment, il se plaignait beaucoup de son côté droit, à la base du thorax. Il entendit parler d'abcès et, pendant quatre jours, son état fut assez sérieux avec fièvre, malaise général très accusé, douleurs vives. Il n'avait pas de jaunisse. Au bout de quatre jours, cessation des symptômes, mais il entendit dire que le foie était toujours volumineux. Quinze jours après le début de ces accidents, le malade allait mieux, et au bout d'un mois il quittait l'hôpital, mais imparfaitement guéri. De retour chez lui, en septembre (il avait alors 24 ans et demi), il se porte bien jusqu'en février. A cette époque, réapparition des mêmes symptômes morbides avec, en plus, teinte subictérique des conjonctives et des téguments. Quelques mois plus tard, encore quelques troubles. Puis, pendant une période de plusieurs années, il se porta très bien, à part, de temps à autre, quelques picotements, quelques lancées douloureuses dans le flanc ou l'hypocondre droit. La digestion était normale. Au mois de mai dernier, les souffrances firent à nouveau leur apparition, d'abord relativement légères, puis un peu plus accentuées, obligeant le malade à interrompre son travail. On lui parlait de gros foie, mais tout traitement restait inutile.

Enfin, en août, les douleurs furent vives, l'appétit disparut, les forces déclinèrent rapidement et l'amaigrissement fit des progrès croissants. Le malade resta au lit. Le 28 août, vers 3 heures de l'après-midi, le malade constata lui-même une diminution de la voussure normalement observée depuis quelque temps sur l'hypocondre droit, et s'étant couché sur ce côté-là, rendit dans des efforts de vomissement des glaires, du lait, et enfin un liquide amer qui fut qualifié de pus par son médecin.

Le 14 septembre, nouvelle vomique, celle-ci plus abondante, jusqu'à 1 litre et demi environ de liquide filant, qui laissa dans la bouche un goût amer extrêmement mauvais, et diminution nette consécutive de la voussure de la base thoracique. Le liquide vomi était jaunâtre, mais pas couleur chocolat. Il y a quelques jours, nouvelle petite vomique.

Interrogé sur le point de savoir s'il a constaté du sang dans ses matières, s'il a eu de la diarrhée persistante, avec douleur rectale, épreintes, glaires, le malade répond par la négative. Donc, jamais de dysenterie.

A l'entrée, malade amaigri, teint légèrement terreux, yeux excavés. Température assez élevée, oscillante entre 39°5 et 37°5.

Dans l'hypocondre droit, on réveille par la palpation

une douleur vive; le foie déborde notablement le rebord costal, et descend à la hauteur d'une ligne passant par l'ombilic. Sa matité remonte très haut en avant, où elle atteint au moins 17 centimètres de hauteur. Il existe d'ailleurs une voussure très prononcée à la base de l'hémithorax droit, et qui est perceptible aussi bien en regardant le malade de face que de dos. Sur toute cette face, on note de la matité, qui remonte en arrière, dans la station assise, jusqu'à l'angle inférieur de l'omoplate. C'est une matité de bois qui tourne sous l'aisselle, mais suivant une ligne horizontale. Pas de changement de la matité suivant la position du malade. Au même niveau, abolition totale des vibrations et très peu d'expansion de la cage thoracique. Abolition du murmure vésiculaire, mais pas de souffle, pas d'égophonie, ni de pectoriloquie aphone. Légère sensation de flot. Pas d'œdème de la paroi. Pas de veines dilatées.

L'examen radioscopique, confirmant l'examen clinique, montre que c'est seulement le diaphragme qui est refoulé, et qu'il n'y a pas de liquide dans la cavité pleurale. Dans le reste du poumon droit, respiration supplémentaire et son skodisque à la percussion. Rien au poumon gauche. Cependant, le malade toussotte un peu depuis quelques jours.

Les bruits du cœur sont réguliers, assez bien frappés. Tachycardie, mais sans arythmie, et sans bruits orificiels anormaux. Pouls un peu mou et rapide, mais conserve cependant une assez bonne tension.

Du côté du tube digestif, le malade est normalement constipé, et quelquefois a vu des glaires dans ses matières. Jamais de diarrhée, digérait bien d'habitude, sans douleur, ni immédiatement, ni 2 à 3 heures après les repas.

Urines: ni sucre, ni albumine.

Réflexes rotuliens notablement exagérés.

Température: 39°5 à l'entrée, tombant à 37°5, et atteignant parfois 40°2.

2 octobre.— Opération pratiquée par M. Leriche, chef de clinique. Ethérisation. Incision latérale dans le 10e espace intercostal. On tombe immédiatement sur la collection purulente, qui est ouverte d'un coup de bistouri. Evacuation abondante d'un pus chocolat; il en est recueilli pour examen une certaine quantité; deux gros tubes en canon de fusil sont mis pour assurer le drainage.

L'examen du pus a été pratiqué par M. Chalier (interne du service). A l'état frais, le pus ne contient pas d'amibes. Aucune forme anaérobienne n'étant aperçue, on juge inutile d'expérimenter sur le chat. On fait des cultures en bouillons, et dans le vide. Après 24 heures à l'étuve, rien n'a poussé, ni en culture aérobie, ni anaérobie. Donc, pus stérile.

La suppuration reste longtemps très abondante chez le malade; en même temps, la température, un moment abaissée, s'élève de nouveau et présente des oscillations très grandes, allant de 40° à 37°. Le malade s'affaiblit de jour en jour. Devant cet état de lenteur dans l'évacuation du pus, on propose au malade une nouvelle intervention, qui est acceptée: on lui fait alors, le 18 octobre, une seconde incision plus basse que la première, du côté droit de l'hypocondre, et nettement postérieure. L'amélioration n'a pas été sensible, car il ne se produisit pas de chute de la température; au contraire, elle resta toujours très élevée, et cessant d'être oscillante, elle se maintint en plateau autour de 40°. En même temps, la suppuration diminuait d'intensité, mais il se produisit une véritable fonte purulente du foie, et dans le pansement, on retrouvait des débris jaunâtres et sanieux du tissu hépatique. Le malade mourut le 3 novembre.

L'autopsie n'a pas pu être pratiquée.

Observation IV

Due à l'obligeance de notre ami Bressot, externe des hôpitaux de Lyon.

Résumé : Abcès du foie, apparu après un séjour de un an en Tunisie et de trente-trois mois au Tonkin ; fièvres paludéennes ; **pas de dysenterie** ; opéré successivement à Mulhouse et à Lyon.

Sch... Charles, 41 ans, entre à l'Hôtel-Dieu de Lyon le 7 septembre 1907. Le malade entre pour des douleurs dans les jambes, les lombes et les bras, et également pour de la fièvre.

Père mort poitrinaire ; mère bien portante ; une sœur morte des suites de couches ; quatre frères et une sœur en bonne santé.

Personnellement, bonne santé habituelle jusqu'à son service militaire ; a fait cinq ans de service: un an en Algérie et 33 mois au Tonkin. Pas de spécificité. En Algérie, il a toujours été bien portant; il a contracté les fièvres au Tonkin. Il eut là-bas deux ou trois accès qu'on traita par la quinine. Ces accès débutaient par des stades de frissons, suivis de chaleur, puis de transpiration, apparaissant brusquement et disparaissant de même, mais n'ayant pas, au dire du malade, un caractère bien périodique dans leur durée. Cette fièvre durait parfois deux jours, parfois trois jours, quelquefois cinq jours.

Pas de dysenterie ; jamais d'épreintes et de ténesme, jamais de rejet de glaires. Le malade est très affirmatif sur ce point.

Retour en France en 1889 ; le malade va à Belfort ; pendant six ans, il ne ressent plus aucun accès de fièvre ; il va bien et travaille.

En 1895, apparition d'une douleur du côté droit, au niveau de la région hépatique, que le malade prend pour du rhumatisme. Cette douleur augmenta, ressemblant à des coliques, durant deux ou trois heures. Cette douleur s'irradiait dans l'épaule et le bras du même côté. En 1897, séjour de trois mois à l'hôpital de Rouen, pour un nouvel accès de fièvre avec douleur hépatalgique violente; cette fièvre, d'après le tracé grossier que nous en donne le malade, paraît bien se rapporter à une fièvre de suppuration hépatique. Mais là encore, le malade ne peut préciser si ces accès eurent un caractère de périodicité dans leur durée, leur apparition et leur disparition.

Comme traitement, on lui fit quelques piqûres sous-cutanées au niveau du foie; on le mit au régime lacté, et on lui administra de la quinine. Il prit deux bains froids un jour que sa fièvre était montée plus haut que de coutume. On lui fit un examen du sang dont il ne connaît pas les résultats. Il quitte l'hôpital après trois mois de traitement, presque entièrement guéri. De 1897 à 1900, le malade alla relativement bien, souffrant encore par intervalles, toujours au niveau de la région hépatique.

En novembre 1900, le malade se trouvait à Mulhouse; ses douleurs hépatiques prirent brusquement une intensité extrême, empêchant le malade de marcher. La fièvre réapparut avec stades de frissons, de chaleur et de sueur; la région hépatique augmenta de volume, sa pression était devenue douloureuse. Au bout de 14 jours, on propose une intervention qui est acceptée. A la partie postérieure droite du thorax, au niveau du foie, résection de côtes, puis large drainage qu'on laisse persister 3 à 4 mois. Le malade fit un séjour de 8 mois à l'hôpital; la plaie continuait à suppurer et, à sa sortie, la suppuration n'était pas encore entièrement tarie. Trois mois après sa sortie de l'hôpital, la plaie se referma, le malade resta bien portant jusqu'en 1907. Cependant, en 1902, brusquement, une après-midi, pendant son travail, le malade eut une vomique assez abondante et pendant les deux mois qui suivirent, le malade continua à expectorer du muco-pus, mêlé de stries noirâtres. En juillet 1907, la fièvre s'est de nouveau installée pendant 10 jours. La région hépatique augmente de volume et redevient douloureuse.

La plaie initiale s'est réouverte et a suppuré. Des douleurs sont apparues dans les bras, les lombes et les jambes. Ces douleurs n'ont pas cessé et ont obligé le malade à abandonner tout travail. Le malade, qui n'avait jamais eu de dysenterie, a la diarrhée depuis quinze jours. Les selles contiennent des glaires et des peaux avec stries rougeâtres.

Actuellement: le malade paraît avoir un bon état général; la force musculaire est conservée; néanmoins appétit diminué avec dégoût très marqué pour les aliments gras. Douleur violente à la pression du creux épigastrique; la matité hépatique est augmentée en haut et en bas. Le lobe gauche recouvre la région épigastrique. La sonorité stomacale montre que l'estomac est refoulé. La matité splénique n'est pas augmentée; la pression de la rate est douloureuse. Aux poumons, léger retentissement sur la plèvre droite, à la partie postérieure.

Rien au cœur. Rien au système nerveux. Dans les urines, léger disque d'albumine avec quelques pigments. Le malade passe en chirurgie.

Dans un service de chirurgie, le malade a subi une deuxième intervention; on s'est contenté de débrider sa fistule antérieure, par une incision latérale. La suppuration était très abondante, et l'écoulement n'étant cependant pas reconnu suffisant, on propose au malade d'intervenir une troisième fois. Il refuse, et quitte l'hôpital, gardant toujours une plaie incomplètement fermée, et une suppuration assez forte. Son intention est de revenir se faire traiter à Mulhouse.

CHAPITRE III

Discussion.

Ainsi, voilà donc nos quatre malades atteints d'abcès du foie, chez lesquels la dysenterie n'a pas joué le rôle de cause efficiente.

Comment nous expliquer chez eux la formation de l'hépatite, puisque l'intestin n'a pas été lésé primitivement ? Car on ne saurait nous objecter que, malgré les dénégations formelles de nos quatre malades, la dysenterie a pu être primitive et passer inaperçue; elle se serait manifestée par des symptômes si peu accusés que les malades n'en auraient pas gardé le souvenir, donnant lieu à une interprétation erronée de la succession des phénomènes cliniques par application vicieuse du « post *hoc, ergo propter hoc.*

Cet argument, pour être valable, est trop spécieux : la dysenterie se produit toujours à grand fracas : le ténesme, les épreintes, le rejet de glaires et de sang sont de nature à éveiller l'attention des malades et à graver dans leur esprit le souvenir de tels incidents. A cela, on a objecté que, seule, une colonie d'amibes pénétrant dans les tuniques intestinales, sans produire au début de phénomènes réactionnels peut, secondairement, et dans une échéance lointaine, par le simple passage d'un climat chaud dans un climat froid, déterminer la formation d'un abcès du foie : hypothèse purement gratuite et impossible à démontrer.

Nous savons, d'autre part, que cette théorie de l'abcès dysentérique repose en partie sur cette constatation faite à l'autopsie des malades atteints d'hépatite suppurée, que l'on peut retrouver le long du tractus intestinal des ulcérations dysentériques, précédant et déterminant l'abcès du foie; on a même pu, depuis les travaux de Sérégé, sur la circulation de la veine porte, confirmer la localisation des abcès dans le foie, d'après le siège des ulcérations sur le gros intestin : les ulcérations du cœcum donnant des abcès dans le lobe droit et celles de l'iliaque et du rectum s'accompagnant d'abcès dans le lobe gauche du foie. Mais nous avons pu nous convaincre, par la lecture de quelques observations, que cette règle n'est pas générale et qu'elle souffre des exceptions: quelquefois, à l'autopsie, on retrouve l'abcès du foie sans aucune ulcération concomitante et dans d'autres cas, sur l'intestin, au milieu de lésions anciennes, profondes, allant jusqu'à la musculeuse, on retrouve d'autres altérations plus récentes, d'un aspect furniculeux ou semblables à des boutons d'acné, cause vraisemblable de cette diarrhée ultime, si souvent constatée chez ces malades.

Le foie est donc capable de déterminer de véritables ulcérations secondaires (1).

Il faut alors reconnaître l'existence de l'hépatite sup-

(1) Pour ce dernier point, consulter les observations d'abcès du foie, publiées par Loisy et Arnault, celles de Bertrand et Fontan, la thèse de Laferrière.

purée primitive et le professeur Jaboulay, s'appuyant uniquement sur des faits cliniques positifs, croit pouvoir édifier cette théorie nouvelle :

Ses deux malades ont eu du paludisme, puisque tous deux auraient eu à souffrir de fièvre bilieuse hématurique; il s'est donc produit chez eux une infection intrahépatique, qui s'est faite par l'artère hépatique et par le voie sanguine générale; il se fait un dépôt dans le lobe droit du foie, que ce soient des protozoaires, des amibes, des microbes ou une symbiose et consécutivement une fonte du parenchyme hépatique. Le professeur Jaboulay va plus loin encore, non seulement il croit à l'existence de l'abcès du foie primitif, sans lien obligatoire avec la dysenterie amœbienne, mais il ajoute que celle-ci peut être aussi bien l'effet que la cause des abcès du foie, puisque dans la première et la dernière de nos observations, nous avons vu survenir, consécutivement au mauvais fonctionnement de la glande hépatique, une véritable dysenterie secondaire : par quel mécanisme ? Peut-être se forme-t-il un caillot obturateur et une thrombose des branches de la veine porte qui gêne la circulation d'apport, favorise la congestion, la pléthore veineuse intestinale et la diarrhée.

Une autre veine peut également être thrombosée et malade dans ce cas-là, c'est la veine cave : elle est tout au moins comprimée, ce qui nous fournit l'explication de cet œdème et de ces varicosités dans toute l'étendue des membres inférieurs du premier malade.

Voici donc deux grandes idées originales, qui vont à l'encontre des théories régnantes : d'une part l'existence de l'hépatite primitive, indépendante de toute dysenterie initiale et, d'autre part, la production, dans certains cas, d'une véritable dysenterie secondaire, sous l'influence d'une hépatite préexistante. L'histoire de nos quatre malades semble nous donner raison et ces deux affirmations, hypothétiques au premier abord, ne sont que des déductions logiques, immédiates, tirées de l'examen des faits.

Assurément, une pareille conception demanderait, pour être fortifiée, un plus grand nombre d'observations cliniques; la littérature médicale nous aurait fourni de nombreux exemples et il nous eut été facile d'ajouter à notre thèse d'autres observations absolument semblables aux nôtres, empruntées aux publications de Pfilh, de Loison et Arnauld, de De Brun. Elles n'ajouteraient rien à la force des quatre observations publiées. D'ailleurs, notre intention n'est pas d'aller à l'encontre de tout ce qui a été dit et établi sur la question; nous nous rangeons sans peine à l'avis de la majorité des praticiens qui font jouer à la dysenterie un rôle prédominant dans l'étiologie de l'abcès du foie; mais nous voulons faire œuvre utile d'éclectisme en réclamant l'autonomie et la priorité de l'hépatite suppurée dans bien des cas cliniques et pour nous, le mot d'abcès dysentérique nous paraît souvent un abus de langage.

Mais à regarder de plus près, cette idée de l'hépatite primitive et de la dysenterie secondaire ne peut-elle pas logiquement s'expliquer ? L'amibe ou le protozoaire ne peut-il pas parvenir directement au foie, sans passer par l'intestin ? Indépendamment de cette infection générale dont nous avons fait mention, ne peut-on pas concevoir que l'amibe dégluti avec la salive, puisse, échappant à l'action microbicide du suc gastrique, franchir l'estomac et pénétrer par les voies biliaires jusque dans les rameaux hépatiques ? On admet la marche ascendante des microbes de l'intestin, dans les cas d'angiocholites suppurées, pourquoi n'en serait-il pas de même pour l'amibe ? Et ne peut-on pas admettre qu'un abcès hépatique déjà formé puisse, par la stase sanguine qu'il entretient dans le système porte, diminuer la résistance de la muqueuse intestinale, ouvrir une brèche aux microbes du pus pour donner une véritable dysenterie secondaire ?

Il n'y a rien d'excessif dans cette idée, quand on songe aux rapports intimes qui unissent en pathologie exotique le foie à l'intestin. Au dernier congrès de médecine de Bordeaux, cette notion a été reprise et brillamment soutenue par Hanot, Plantier et Tessier, qui ont montré par des arguments multiples, tirés de l'étude de l'anatomie comparée, de l'embryologie, de la physiologie et de la clinique, que ces deux organes sont individuellement liés dans leur destinée pathologique. Le foie retentit sur l'intestin, soit mécaniquement, soit par altération des fonctions antitoxiques ou par la totalité de ces voies, il exerce son influence morbide.

D'où cette loi générale : si la pathologie des climats tempérés est cardiopulmonaire, la pathologie des climats chauds est purement abdominale, c'est-à-dire hépatointestinale et le foie joue vis-à-vis de l'intestin, le même rôle que le cœur vis-à-vis du poumon; le foie, disent-ils, est le cœur de la cavité abdominale. Par conséquent, il existe bien des ripostes d'organe à organe, une sympathie pathologique, et notre hypothèse d'une dysenterie, secondaire à une hépatite, trouve sa justification. D'ailleurs, pourquoi le traitement de l'abcès du foie amènerait-il une cessation immédiate des phénomènes diarrhéiques, si l'abcès du foie n'était pas, dans certains cas, le facteur certain de ces désordres ?

En résumé, pour clore ce débat, si longtemps controversé, nous croyons à la nécessité de faire appel à une opinion éclectique pour expliquer la pathogénie de l'abcès du foie; il faut considérer l'hépatite et la dysenterie comme un double fait d'une même cause : la pénétration dans le corps humain des amibes où des protozoaires dont la localisation peut se faire exclusive ou prédominante, soit sur l'intestin ou soit sur le foie. Nous reconnaissons que très souvent la dysenterie précède l'hépatite, comme la blenhorragie précède l'orchite, mais nous croyons pouvoir affirmer, d'autre part, que très souvent l'ordre clinique des deux affections est renversé, l'hépatite existe seule, précipitant les accidents du côté de l'intestin : diarrhée, ascite et œdème des membres inférieurs. Ce sont là, d'ailleurs, trois grands signes cliniques qu'il faut toujours rechercher, mais qu'il ne faudra pas attendre pour se décider à une intervention chirurgicale.

DEUXIÈME PARTIE

CHAPITRE PREMIER

Historique de la chirurgie du foie.

Dans l'état actuel de la science, le seul traitement de l'hépatite suppurée des pays chauds est un traitement chirurgical; quand le diagnostic d'abcès est nettement établi, il faut en pratiquer sans retard l'évacuation. Un traitement médical par la quinine et les fortifiants reste sans effet et prive le malade d'une intervention radicale et salutaire. C'est d'ailleurs ce que Bertrand et Fontan expriment dans leur ouvrage d'une façon pittoresque, en disant : « Quand on tient du pus hépatique au bout de son aiguille, il ne faut pas le lâcher ». En effet, si la collection n'est pas évacuée, les malades se cachectisent rapidement et ils ne tardent pas à présenter tous les signes d'un état général précaire : ils perdent l'appétit, leurs forces diminuent et le dépérissement devient chaque jour plus intense. Suivant l'expression imagée de Gilbert, « une véritable phtisie hépatique s'installe et on songe aussitôt à la tuberculose latente ». Ceci est d'autant plus juste que, très souvent, à cette période, il se produit des réactions à distance, du côté de la plèvre; une pleurésie sèche ou séreuse se développe et les malades sont pris très facilement pour des tuberculeux. Cette constatation clinique est déjà ancienne, puisque nous la trouvons exprimée dans la thèse de Rieux (Lyon 1896); depuis, dans un numéro du *Lyon Médical* 1897, Josserand, médecin des hôpitaux, développe de nouveau cette idée et il rapporte la méprise d'un docteur de Saint-Etienne, pourtant prévenu, qui, examinant un malade atteint d'abcès du foie, crut à de la tuberculose. Les exemples se sont multipliés. Reconnaissons d'ailleurs que le diagnostic d'un abcès du foie latent est particulièrement délicat, puisque pour nos deux premiers malades, il a échappé à des médecins coloniaux, dont l'attention est cependant sans cesse en éveil sur la possibilité d'une affection hépatique chez leurs malades. Nous n'entrerons pas dans des détails superflus pour exposer les dangers multiples que court un malade porteur d'abcès du foie et abandonné à lui-même, l'abcès pouvant subitement s'évacuer dans plusieurs directions (peau, bronches, plèvre, intestin, estomac et péritoine). La mortalité, en dehors de toute espèce de traitement est de 90 p. 100. Par conséquent, tout malade atteint d'hépatite est dans la nécessité impérieuse de recourir à un traitement chirurgical, qui seul, peut lui assurer la guérison.

L'ouverture des abcès du foie n'est pas une innovation moderne; elle remonte déjà très loin et depuis les origines de la chirurgie, à la période de l'antisepsie, on a imaginé une foule de procédés plus ou moins ingénieux. C'est surtout la littérature médicale du XIXe siècle, qui se trouve encombrée par la description de ces différentes techniques opératoires, tour à tour suivies et exaltées, mais dont le succès, auprès des chirurgiens, a été éphémère. Seule, l'incision large a résisté à l'oubli où sont tombés tous les autres modes de traitement. Néanmoins, nous ne voulons pas manquer de reconnaissance envers ceux qui ont servi de guides aux chirurgiens modernes et nous allons rappeler rapidement le nom et les procédés de tous les praticiens qui se sont occupés de la question. Notre prétention serait excessive et mal fondée, si nous voulions, de parti pris, faire table rase de tout un passé, pour étaler complaisamment les conquêtes les plus récentes de la chirurgie. Voici les grandes lignes de cet historique, forcément très succint, mais que l'on peut retrouver dans tous les ouvrages classiques, traitant de la chirurgie du foie. Pour nous-même, l'ouvrage de Pantaloni (*Chirurgie du foie et des voies biliaires*) et le traité de Terrier et Auvray (*Chirurgie du foie et des voies biliaires*, 1907), nous ont servi de guide :

Du temps d'Hippocrate, on ouvrait déjà les abcès hépatiques soit au cautère ou à l'instrument tranchant. Celse et Arétec parlent tous deux d'une ouverture au scalpel, procédé également connu des Arabes. Pendant tout le moyen âge, cette manœuvre opératoire tombe dans l'oubli et il nous faut arriver jusqu'au XVIIIe siècle, avec Petit-Morand, qui reprit les doctrines trop longtemps oubliées. Malheureusement, les insuccès devinrent tellement nombreux, l'infection du péritoine étant fréquente à une époque où n'étaient pas connues l'asepsie et l'antisepsie, que les interventions sur le foie furent abandonnées. Quelques-uns, comme Graves, n'avaient cependant pas désarmé : ils incisaient la moitié de la paroi en un temps, jusqu'aux muscles, respectant le péritoine; l'ouverture se faisait ensuite toute seule, par les progrès de la suppuration. C'était de la dernière chirurgie. Seule, la ponction avec trocarts de différents calibres conserva quelques partisans (Jobert, Cambay, 1843). C'est alors que Récamier, Begin, Portal, Massard imaginèrent une méthode, qui depuis porta le nom de méthode de Récamier ou des caustiques; le grand danger étant l'inondation purulente du péritoine et la péritonite consécutive, les auteurs de la méthode se sont inspirés du désir de produire, au préalable, des adhérences péritonéales : ils utilisaient une ou plusieurs traînées de potasse caustique, qui finissait, après bien des jours, à produire une issue à la collection intrahépatique. Néanmoins, comme elle était d'une lenteur désespérante et le plus souvent inutile par le but qu'elle se proposait, la périhépatite étant assez constante pour ne pas avoir à redouter l'irruption du pus dans le péritoine, cette méthode n'eut bientôt plus de défenseurs. Même dans les Indes, vers 1850, on en était revenu à l'abstention. L'antisepsie et l'asepsie font leur apparition et les incisions du foie vont se multiplier. Aitken, le premier, pratique une intervention sur le foie avec la méthode moderne (1872), suivi par Henderson (1873), Ralfe (1874), Barker (1877); citons ensuite les opérations de Mac Lean (1878), et surtout celle de Stromeyer-Little et d'Ayme (1880). Depuis, grâce à l'intervention de Rochard, cette technique nouvelle eut un tel retentissement, qu'elle porte, actuellement, le nom de méthode Stromeyer-Little ou de Shang-Haï. Stromeyer-Little, en effet, a eu le premier le mérite de nous apprendre que les abcès du foie doivent être ouverts largement, comme tous les autres abcès, pour provoquer une issue rapide du pus; sa méthode consiste à fendre les téguments sur un trocart, préalablement introduit dans la partie la plus saillante de l'abcès. Malheureusement, ce procédé, né d'une idée technique exacte, est un procédé aveugle et dangereux, puisque le chirurgien court le risque de blesser la vésicule biliaire, l'estomac, l'épiploon et surtout l'intestin. Cependant, cette méthode a donné de bons résultats entre les mains de son auteur et pendant longtemps son renom fut très grand. Zaucarol (1887) l'adopta et la compléta en recommandant une toilette large de la cavité purulente, idée qui fut reprise plus tard par Bertrand et Fontan, qui préconisent, en outre, le curettage méthodique de la paroi interne de l'abcès, avec la curette, jusqu'à production du cri hépatique, procédé d'ailleurs dangereux et inutile d'après Monod, Pozzi et Terrier.

Voilà donc les étapes anciennes que la chirurgie du foie a traversées; si nous entrons maintenant dans la période contemporaine, nous voyons les chirurgiens divisés en deux camps : les uns se préoccupent toujours de l'issue possible du pus hépatique dans la cavité péritonéale et recherchent les adhérences; les autres, conservant le mépris de ces adhérences, pour la raison très simple que la stérilité de ce pus est presque habituelle; de là, deux grands procédés actuellement en honneur :

1° L'hépatostomie à fixation première ou dernière;

2° L'hépatostomie sans fixation ou procédé de l'incision libre avec drainage.

Hâtons-nous d'ajouter que la première méthode paraît le plus en faveur : Reclus, Desfontaines, Lannelongue,

Bertrand et Fontan l'ont adoptée. « Nous nous sommes rangé, dit Desfontaines (Creusot), parmi les défenseurs de la nécessité de protéger la cavité péritonéale. Cette manière de faire n'est que l'application de la loi défendue par Terrier, qui n'autorise l'ouverture des collections purulentes de l'abdomen, qu'après la clôture de la séreuse. Après la suture du péritoine, les vomissements, les quintes de toux, la rétraction brusque ou tardive du foyer évacué ne peuvent plus laisser craindre la formation d'un espace béant entre ses deux feuillets, ni l'issue de l'intestin ou de l'épiploon au milieu du pus qui baigne la place. » Il est évident que la technique varie d'après les localisations différentes de l'abcès. Nous ne pouvons reprendre par le détail la description du manuel opératoire dans les différents cas; signalons cependant le procédé de Lannelongue pour les abcès du lobe droit, face antérieure : il consiste à inciser et à réséquer tout le plastron cartilagineux, du côté de la partie inférieure droite de la cage thoracique, toutes les fois qu'il y a nécessité d'un drainage large et rapide. Bertrand et Fontan préfèrent dans ce cas, surtout pour un abcès de la face convexe du lobe droit, inciser les plèvres pariétales et diaphragmatiques; ils les suturent ensemble, de façon à créer un véritable tunnel entre les séreuses, puis, ils ouvrent le diaphragme, et par l'incision, pénètrent directement dans le tissu hépatique : opération délicate et trop longue à faire supporter aux malades.

Reconnaissons néanmoins que ces derniers auteurs ont merveilleusement exposé dans leur ouvrage les techniques variées de la chirurgie du foie pour toutes les localisations possibles de l'abcès; la description de leur manuel opératoire est d'une clarté saisissante.

Rappelons également le procédé d'Israël et Guezmer (1879), repris et vulgarisé en France par Segond (1888) : il utilise la voie transpleurale, mais avec résection de trois ou quatre côtes.

Signalons, en terminant cette revue générale, le procédé de Patrick Mauson et Godlée, qui utilisent un trocart particulier, dans le but d'éviter la souillure de la cavité péritonéale. Procédé ingénieux, mais insuffisant pour provoquer une évacuation totale du pus, nous dirons même dangereux, puisqu'il présente les mêmes dangers que l'opération de Stromeyer-Little.

Enfin, Siraud, dans un numéro de la *Province Médicale* (1900), signale, après Pacheio Mendès, de Bahia, une modification du procédé de Bertrand et Fontan pour les abcès de la face convexe du lobe droit : respectant et refoulant très haut le cul-de-sac pleural, au lieu de l'inciser, il tombe sur le tissu hépatique après incision, au préalable, du diaphragme. C'est la voie parapleurale transdiaphragmatique.

Mais tous ces différents procédés d'incision libre ou précédée de sutures fixatrices, ont tous leurs inconvénients, et les complications qu'ils entraînent sont parfois assez graves. Citons en premier lieu : l'hémorragie, au niveau du tissu hépatique, toujours très abondante, quel que soit le manuel opératoire. L'incision du foie au bistouri ne va pas sans provoquer un écoulement de sang qui, dans certains cas, peut donner de graves inquiétudes. Bertrand et Fontan, Loison et Arnauld en ont rapporté des exemples; Fongarel cite le cas d'un malade frappé de mort foudroyante à la suite d'une incision au bistouri d'un abcès profond. La région du hile est, à ce point de vue, particulièrement dangereuse.

En second lieu, l'intestin et l'épiploon peuvent faire hernie dans le champ opératoire et se souiller de pus, surtout quand on utilise la voie abdominale. Par conséquent, menace possible de péritonite. Citons en dernier lieu, la cholerragie, symptôme grave et souvent fatal, les fistules, la carie costale, éventualités rares, mais qui peuvent se produire, quel que soit le procédé opératoire suivi.

CHAPITRE II

Description de la technique opératoire nouvelle du professeur Jaboulay.

Ces considérations ont amené le professeur Jaboulay à utiliser une technique nouvelle, qui, tout en diminuant la possibilité de tous ces incidents ennuyeux, sinon redoutables, offre encore le bénéfice d'une intervention plus rapide et plus sûre. Comme nous l'avons déjà dit, les malades porteurs d'un abcès du foie, qui viennent chercher dans les hôpitaux de la métropole le bénéfice d'un traitement chirurgical, sont le plus souvent dans un état de santé des plus précaires; il faut donc que l'opération soit simple et rapidement conduite. Le professeur Jaboulay fera donc mieux et plus simple que ses prédécesseurs et devanciers; s'agit-il d'un abcès du lobe droit, comme c'est surtout la règle ?

Par une incision de laparotomie sous-costale, parallèle à la douzième côte, il aborde la face postérieure du foie, après incision méthodique de la peau, du tissu cellulaire sous-cutané, des espaces et des muscles intercostaux; il ne pratique pas de résection costale. Arrivé sur le cul-de-sac pleural costodiaphragmatique, le bistouri est définitivement abandonné, et avec l'aide exclusive d'un doigt, le professeur Jaboulay refoule vers le haut le cul-de-sac pleural. Il arrive directement sur le foie et, toujours avec le doigt, armé de son ongle, il pénètre dans le tissu hépatique, généralement peu résistant et propice à cette manœuvre. Ainsi, il cherche à se frayer un passage en plein parenchyme; arrivé sur la coque plus résistante, qui généralement entoure la collection, avec une force un peu plus grande, il rompt la barrière et pénètre en plein dans l'abcès. Puis, sur le doigt toujours maintenu au milieu de la collection, il conduit un gros drain au point déclive et établit ainsi un large drainage. Sans doute, le jour est bien faible; mais quand il s'agit d'abcès profonds, on ne peut opérer avec l'œil et les larges incisions ne sont pas de mise.

Le premier avantage de cette technique nouvelle est celui d'être très rapide : les malades n'ont pas une longue anesthésie à supporter, car le professeur Jaboulay endort ses malades, dans la position assise, uniquement avec quelques inhalations de chlorure d'éthyle; il rejette l'éther comme dangereux chez des sujets dont la plèvre est le plus souvent touchée et le chloroforme comme anesthésique trop brutal. Nous-même, qui avons eu l'heureuse fortune d'assister à deux opérations de ce genre, avons été frappé de la décision et de l'extrême rapidité avec laquelle le professeur Jaboulay a procédé. Quelques minutes suffisent pour opérer ces malades dont nous avons fait connaître le peu de résistance.

Le deuxième avantage sur lequel le professeur Jaboulay insiste tout particulièrement, c'est que son procédé d'incision hépatique à l'aide du doigt, diminue considérablement l'hémorragie, qui est toujours abondante lorsqu'on incise le foie au bistouri. Nous avons déjà signalé l'incident et il est facile de comprendre qu'une large incision linéaire, sectionnant un grand nombre de vaisseaux détermine un écoulement de sang beaucoup plus grand qu'une simple pénétration digitale qui restreint les surfaces cruentées; le doigt reconnaît les vaisseaux de gros calibre, glisse sur eux, évitant ainsi de les déchirer. L'hémorragie est alors minime. La cholerragie, ellemême, dont nous avons signalé la gravité est forcément réduite, puisque par la même manœuvre, on restreint la rupture des gros canaux biliaires.

En troisième lieu, les chances de pleurésie purulente sont écartées, puisque le cul-de-sac pleural costodiaphragmatique est respecté et qu'il est refoulé vers le haut. C'est l'incident le plus grave qui succède très souvent à l'opération de Bertrand et Fontan. La suture du diaphragme à la peau, après suture préalable des deux feuillets de la plèvre est en effet un trompe l'œil et le professeur Jaboulay nous citait, dans une de ses cliniques, l'histoire d'un malade porteur d'un kyste hydatique du foie et qui fut opéré de cette façon; il eut un pyothorax très grave avec compression du tronc brachiocéphalique par cet énorme épanchement et il garda longtemps une fistule intarissable.

En quatrième lieu, il n'y a plus de chances possible de péritonite, puisque le drainage se fait au fond du puits, en point déclivé; d'ailleurs, le pus de ces abcès est le plus souvent stérile. Disons enfin que ce procédé de laparatomie postérieure, supprime l'ennui de brides cicatricielles tardives, cause de tiraillements, d'anhelation et d'hépatoptose, comme il arrive généralement après les incisions par la voie antérieure.

Sans doute, la voie postérieure ne peut convenir à tous les abcès du foie et la voie antérieure a ses indications dans bien des cas, mais cependant le professeur Jaboulay est partisan, après l'ouverture antérieure, d'un drainage par la région postérieure pour faciliter une évacuation du pus plus complète et plus rapide.

La suite des événements semble donner raison au professeur Jaboulay : chez ses deux malades, la guérison se fit très rapide, avec chute de la température et disparition des symptômes de septicémie chronique. Résultat considérable quand on le met en parallèle avec celui des incisions antérieures ou latérales, la plupart du temps insuffisantes, puisqu'elles laissent toujours à leur suite une suppuration abondante et rebelle à la guérison.

Quant au procédé en lui-même de pénétration digitale dans le tissu hépatique, il n'offre pas de difficultés considérables, indépendamment de cette force nécessaire à développer pour perforer le tissu hépatique; néanmoins, il faut une certaine expérience et quelque habileté pour éviter les fausses routes, les déchirures inutiles et tomber le plus directement sur l'abcès. La direction à imprimer au doigt découle naturellement de la localisation probable de la collection purulente, autant que le diagnostic anatomique permet de l'établir.

La voie postérieure est donc la voie la meilleure pour aborder l'abcès du foie dans la majorité des cas cliniques. Sans doute nous l'avons vu utilisée précédemment, mais sans que ses avantages essentiels fussent bien mis en évidence. Le professeur Jaboulay en a fait la voie d'élection dans le traitement opératoire des abcès du foie.

CONCLUSIONS

I. — Nous reconnaissons, avec la majorité des auteurs, que la dysenterie amœbienne dans la plupart des cas, domine l'étiologie de l'abcès du foie; mais nous affirmons, d'autre part, que l'hépatite suppurée peut exister seule, sans l'intermédiaire obligée de la dysenterie. Les deux affections ne sont que les effets d'une même cause : la pénétration de l'amibe ou du protozoaire dans le corps humain.

II. — Très souvent l'hépatite, au lieu d'être secondaire à la dysenterie, précipite les accidents du côté de l'intestin par l'apparition tardive d'une diarrhée sérosanguinolente, du côté du péritoine par de l'ascite, et du côté des membres inférieurs par des varicosités et de l'œdème.

III. — C'est une notion qui découle des connexions étroites qui, en pathologie exotique, unissent le foie à l'intestin. Il existe entre ces deux organes, un échange de procédés : le foie a une action sur la fonction intestinale, sa fonction retentit sur elle.

IV. — Tout traitement médical est illusoire; seul, le traitement chirurgical doit être utile et peut sauver le malade.

V. — Les opérations multiples préconisées jusqu'à ce jour ont donné des succès; mais elles ne sont pas à l'abri de certaines complications : hémorragies, péritonite, pyothorax.

VI. — La pénétration digitale intrahépatique diminue l'hémorragie et le drainage au point déclive par une laparatomie postérieure sous-costale, évite le pyothorax et la péritonite.

VII. — Même quand il s'agit d'abcès antérieurs, il est très souvent nécessaire de drainer par la partie postérieure; l'évacuation du pus est plus complète et plus rapide : elle hâte la guérison.

VIII. — L'opération du professeur Jaboulay est rapide et d'exécution relativement simple; l'emploi du chlorure d'éthyle évite les ennuis d'une anesthésie, qui, chez ces malades atteints d'abcès du foie, est trop brutale avec le chloroforme et trop dangereuse avec l'éther.

BIBLIOGRAPHIE

ARNAULD. — Abcès du foie et périhépatite suppurée. (Annales de l'Ecole de médecine et de pharmacie de Marseille, 3e année, 1893.)

AYME. — Traitement des abcès du foie à l'hôpital de Schang-Haï. (Archives de médecine navale, 1880.)

— La stérilité des abcès du foie et ses conséquences chirurgicales. (Société de chirurgie, 7 janvier et 14 janvier 1891.)

BARTHÉLEMY et BERNARD. — Trois cas d'abcès du foie. (Archives de médecine militaire, Paris, 1880.)

BEUES. — Thèse Montpellier, 1900-1901 : Des abcès du foie à évolution lente et apyrétique.

BERTRAND. — Relevé statistique des abcès du foie, opérés par la méthode de Stromeyer-Little, dans les hôpitaux de la marine, à Toulon. (Revue de chirurgie, août 1890.)

BERTRAND et FONTAN. — Traité de l'hépatite suppurée.

BOINET. — Abcès du foie au Tonkin. (Gazette hebdomadaire des sciences médicales de Montpellier, 1890.)

BROÏDO.— Thèse Paris, 1903 : Les dysenteries. Etude critique.

H. DE BRUN. — Revue de médecine, 10 novembre 1904.

BROUARDEL et GILBERT. — Nouveau traité de médecine et de thérapeutique (article Vaillard).

BRESSON. — Thèse Bordeaux, 1894-95 : Le curettage des abcès du foie. Procédé du Dr Fontan.

CANNIOT. — Thèse Paris, 1891 : De la résection du bord inférieur du thorax pour aborder la face convexe du foie.

CHAUFFARD. — Traité Charcot-Bouchard. — Article foie.

CALMETTE. — Communication écrite au Dr Planté. Rapport du foie et de l'intestin en pathologie exotique. (Congrès de Bordeaux, 1895.)

CHAUVEL. — Traité de l'abcès du foie, compliqué d'ascite. (Bulletin de la Société de chirurgie, Paris, 1894.)

Dupla. — Thèse Toulouse, 1901-1902 : Contribution à l'étude des abcès du foie.

Duplay et Reclus. — Traité de chirurgie.

Debray. — Thèse Paris, 1894-1895 : De l'absence des microbes dans l'abcès du foie.

Fl ndin. — Thèse Lyon, 1893 : Traitement chirurgical des abcès du foie. Etude critique des divers procédés employés.

Frenchs. — Traité des maladies du foie.

Godart. — Abcès du foie. Polyclinique. Bruxelles, 1905.

Josserand. — Des abcès dysentériques tardifs du foie. (Lyon médical, 1897.)

Kartulis. — Arch. für Patholog. Anatom. med. Physiolog., und zur Ætiologie des Leberabscess.

Kelsch et Kiener. — Traité des maladies des pays chauds.

Lafferrère. — Thèse Lyon, 1899-1900 : Des abcès dysentériques tardifs du foie.

Lagrange. — Abcès latent du foie. — Archives de médecine militaire, Paris, 1880.

Laveran. — Bactériologie des abcès du foie. Société médicale des hôpitaux de Paris, 1892.

Le Dantec. — Précis de pathologie exotique.

Loison et A nauld. — Revue de chirurgie, 1892 et 1906.

Malboux. — Traitement des abcès du foie par la méthode de Stromeyer-Little. (Revue de chirurgie, Paris, 1887.)

Manson-Patrik. — Maladies des pays chauds. — Traduction française. Naud, 1904.

Mondon. — Note sur les abcès du foie au Tonkin. (Annales d'hygiène et de médecine coloniale, Paris, 1902.)

Martin. — Annales d'hygiène et de médecine coloniale, Paris, 1903.

Moulinier. — Archives de médecine navale, Paris, 1902.

Navarre. — Lyon médical, 1886.

Pfilhl. — Trois abcès tropicaux du foie observés à l'hôpital de Brest. (Archives de médecine navale, Paris, 1906.)

Pantaloni. — Chirurgie du foie et des voies biliaires.

Terrier et Auvray. — Chirurgie du foie et des voies biliaires, 1907.

Vail ard et Dopter. — Annales de l'Institut Pasteur, 1903.

Zancarof. — Pathogénie des abcès du foie. (Revue de chirurgie, 1893.)

Rieux. — Thèse Lyon, 1895-96 : De la pleurésie séreuse droite consécutive aux abcès du foie, forme latente.

Vertely. — Thèse Lyon, 1897-98. Traitement chirurgical de l'abcès du foie.

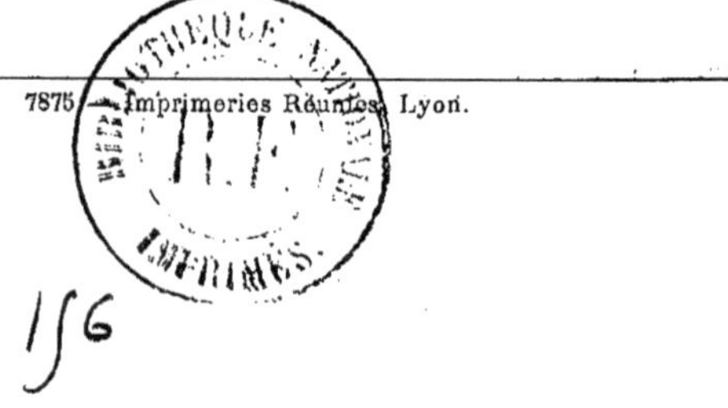

7875 — Imprimeries Réunies, Lyon.

www.ingramcontent.com/pod-product-compliance
Ingram Content Group UK Ltd.
Pitfield, Milton Keynes, MK11 3LW, UK
UKHW020347220726
13923UKWH00004B/1581